Medicina Diagnóstica

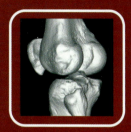

Diagnóstico por Imagem em Ortopedia

Módulo Ortopedia
Volume I

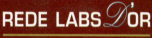

REDE LABS D'OR
LABORATÓRIO · IMAGEM · HOSPITAIS

Medicina Diagnóstica

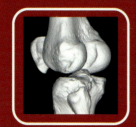

Diagnóstico por Imagem em Ortopedia

Módulo Ortopedia
Volume I

REDE LABS D'OR
LABORATÓRIO ▪ IMAGEM ▪ HOSPITAIS

Coordenadores

Ricardo Andrade Pinheiro
Membro Titular do Colégio Brasileiro de Radiologia (CBR)
Médico-Radiologista da Rede D'Or de Hospitais, RJ

Paulo Manuel de Barros Bernardes
Membro Titular do Colégio Brasileiro de Radiologia (CBR)
Médico-Radiologista da Rede D'Or de Hospitais, RJ

REVINTER

Medicina Diagnóstica Rede Labs D'Or
Módulo Ortopedia – Volume I
Diagnóstico por Imagem em Ortopedia
Copyright © 2008 by Livraria e Editora Revinter Ltda.

ISBN 978-85-372-0129-9

Todos os direitos reservados.
É expressamente proibida a reprodução
deste livro, no seu todo ou em parte,
por quaisquer meios, sem o consentimento
por escrito da Editora.

Contato com os autores:
www.redelabsdor.com.br

A precisão das indicações, as reações adversas e as relações de dosagem para as drogas citadas nesta obra podem sofrer alterações. Solicitamos que o leitor reveja a farmacologia dos medicamentos aqui mencionados.
A responsabilidade civil e criminal, perante terceiros e perante a Editora Revinter, sobre o conteúdo total desta obra, incluindo as ilustrações e autorizações/créditos correspondentes, é do(s) autor(es) da mesma.

Livraria e Editora REVINTER Ltda.
Rua do Matoso, 170 – Tijuca
20270-135 – Rio de Janeiro – RJ
Tel.: (21) 2563-9700 – Fax: (21) 2563-9701
livraria@revinter.com.br – www.revinter.com.br

Prefácio

A evolução contínua dos métodos de diagnóstico por imagem torna o campo da radiologia instigante pelas possibilidades crescentes de novas abordagens das mais diversas patologias, constituindo, também, um desafio constante para nós, médicos, no sentido de manter-nos atualizados quanto ao que podemos oferecer aos nossos pacientes.

Este volume, dedicado ao aparelho musculoesquelético, pretende mostrar algumas aplicações freqüentes da Ressonância Magnética e da Tomografia Computadorizada com múltiplos detectores.

Ricardo Andrade Pinheiro
Membro Titular do Colégio Brasileiro de Radiologia (CBR)
Médico-Radiologista da Rede D'Or de Hospitais, RJ

Paulo Manuel de Barros Bernardes
Membro Titular do Colégio Brasileiro de Radiologia (CBR)
Médico-Radiologista da Rede D'Or de Hospitais, RJ

Sumário

Capítulo 1
ARTRO-RM DO OMBRO 1
Renato G. de Mendonça

Capítulo 2
ARTRO-RM DO JOELHO 15
Jaime A. Oliveira Neto
    Caso 1 19
    Caso 2 20
    Caso 3 21
    Caso 4 22
    Caso 5 23
    Caso 6 24
    Caso 7 26
    Caso 8 27
    Caso 9 28

Capítulo 3
RESSONÂNCIA MAGNÉTICA NO DIAGNÓSTICO DA SÍNDROME
PATELOFEMORAL 29
Patrícia Martins e Souza
   BIBLIOGRAFIA 39

CAPÍTULO 4
IMPACTO FÊMORO-ACETABULAR 41
André Luiz Figueiredo de Oliveira Costa
   RESUMO DOS ACHADOS DE IMAGEM NO IMPACTO FÊMORO-ACETABULAR 42
    Caso 1 44
    Caso 2 45
    Caso 3 46
   BIBLIOGRAFIA 46

Capítulo 5
LESÕES MUSCULARES E ÓSSEAS TRAUMÁTICAS E EM MEDICINA
ESPORTIVA 47
Ricardo Neves de Oliveira
   LESÃO POR ESTIRAMENTO 47
    Caso 1 48
    Caso 2 49

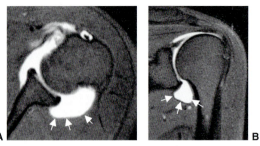

Fig. 1-5. INSTABILIDADE ATRAUMÁTICA.
(**A** e **B**) Paciente com quadro de instabilidade anterior sem evento traumático. Observa-se aumento da complacência da cápsula articular, mais bem observado no seu aspecto posterior e no recesso axilar *(setas)*. Não foram demonstradas lesões labrais ou ligamentares, sendo este o principal papel da Artro-RM na avaliação da instabilidade atraumática.

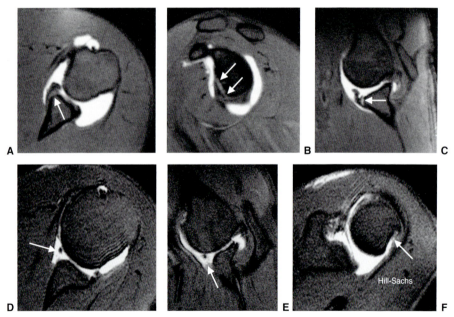

Fig. 1-6. LESÃO DE BANKART. (**A** a **C**) Seqüências TSE T1 com supressão de gordura. Há fratura na borda ântero-inferior da glenóide *(setas)*, com conseqüente perda da integridade do complexo labroligamentar em correspondência. (**D** e **E**) TSE T1 com supressão de gordura. Avulsão do *labrum* ântero-inferior e ruptura do periósteo escapular na topografia *(setas)*, aspecto característico da **lesão de Bankart fibrosa ou labral**. Há discreta impactação óssea em correspondência. (**F**) **Lesão de Hill-Sachs**. Fratura no aspecto póstero-superior da cabeça do úmero, conseqüente ao impacto com a margem da glenóide.

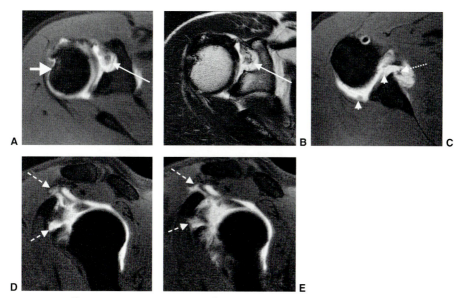

Fig. 1-7. LESÃO DE BANKART COM LESÃO DO INTERVALO ROTADOR.
(**A** a **E**) Paciente com quadro de instabilidade anterior traumática e recorrente. Lesão de Hill-Sachs (**A** – *seta curta*), lesão de Bankart labral (**C** – *seta pontilhada*) e lesão da cartilagem articular na glenóide em correspondência, com pequenos corpos livres na topografia do recesso axilar (**C** – *cabeças de seta*). Observa-se ainda lesão do intervalo rotador caracterizada por indefinição e irregularidade do ligamento glenoumeral superior (**A** e **B** – *setas longas*) e extravasamento do meio de contraste na topografia. (**D** e **E** – *setas tracejadas*). O intervalo rotador é um espaço delimitado pelos tendões subescapular e supra-espinoso e pelos ligamentos glenoumeral superior e coracoumeral, e contém o tendão da cabeça longa do bíceps. Lesões do intervalo rotador podem determinar subluxação inferior ou instabilidade da cabeça umeral, bem como rotação interna do úmero e instabilidade ântero-posterior, além de luxação do tendão bicipital.

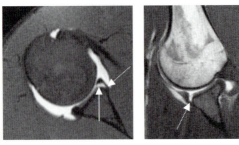

Fig. 1-8. LESÃO DE PERTHES. (**A** e **B**) A lesão de Perthes é uma variante da lesão de Bankart e se caracteriza por uma lesão do *labrum* ântero-inferior que permanece aderida à margem da glenóide pelo periósteo escapular que não se rompe. É possível observar o contraste se insinuando entre o *labrum* e a margem da glenóide *(seta contínua)* e o periósteo escapular íntegro *(seta pontilhada)*.

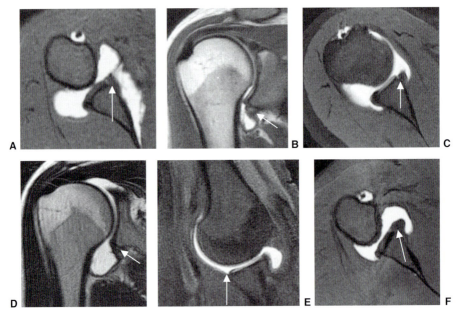

Fig. 1-9. ALPSA (*Anterior Labroligamentous Periosteal Sleeve Avulsion*).
(**A** a **E**) Pacientes com múltiplos episódios de luxação glenoumeral anterior. A lesão tipo ALPSA, que em português significa lesão por avulsão da bainha periosteal labroligamentar ântero-inferior, também constitui uma variante da lesão de Bankart, onde o *labrum* ântero-inferior está deslocado medial e inferiormente entre a glenóide e o periósteo escapular avulsionado (**A** a **D** – *setas*). Na seqüência ABER (**E**), não vemos o *labrum* na sua topografia habitual. É freqüente a presença de tecido fibrocicatricial, que por vezes dá ao *labrum* um aspecto rombo e com volume aumentado (**F**).

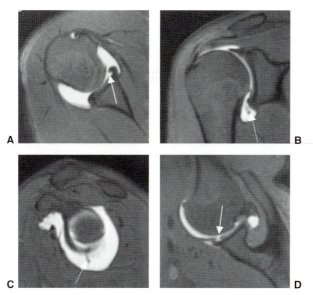

Fig. 1-10. GLAD (*Glenoid Labrum Articular Disruption*).
(**A** a **D**) Paciente com quadro de queda sobre o braço e sensação de luxação com redução espontânea. Observamos nas imagens (**A** e **D**) lesão da cartilagem articular do aspecto ântero-inferior da glenóide e insinuação do contraste na superfície articular do *labrum* em correspondência *(setas contínuas)*. Não há destacamento labral ou lesão do ligamento glenoumeral inferior. Observa-se ainda *flap* cartilaginoso insinuando-se no recesso axilar (**B** e **C** – *setas pontilhadas*).
A lesão tipo GLAD não está associada geralmente à instabilidade glenoumeral, sendo o mecanismo de trauma mais freqüentemente envolvido a adução forçada do úmero contra a superfície articular da glenóide, enquanto o braço está em abdução e rotação externa. É mandatória neste tipo de lesão a pesquisa de lesões osteocondrais, *flaps* cartilaginosos e corpos livres intra-articulares.

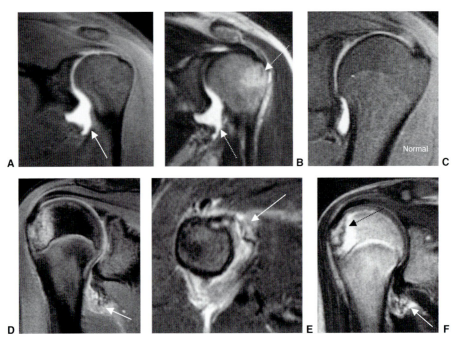

Fig. 1-11. Lesão HAGL (*Humeral Avulsion of the Glenohumeral Ligament*).
(**A** a **C**) Paciente com quadro clínico de instabilidade anterior traumática. A **imagem C** demonstra a morfologia habitual do recesso axilar da articulação glenoumeral. Nas **imagens A** e **B** observamos perda dessa configuração e irregularidade do contorno do ligamento glenoumeral anterior na sua inserção umeral. Observam-se ainda edema dos tecidos moles adjacentes e contusão óssea na grande tuberosidade umeral (**C**). (**D** a **F**) RM convencional com seqüências ponderadas em DP e T2 sem e com supressão de gordura. Adolescente com queda sobre o braço apoiado e sem relato de luxação. Observa-se avulsão do ligamento glenoumeral inferior da sua inserção umeral, com importante edema dos tecidos moles adjacentes. Há ainda fratura impactada na grande tuberosidade umeral margeada por edema da medular óssea. A lesão tipo HAGL está associada à instabilidade glenoumeral e freqüentemente são observadas lesões concomitantes (lesões osteocondrais ou fraturas impactadas da cabeça umeral, lesões do manguito rotador, lesão de Bankart).

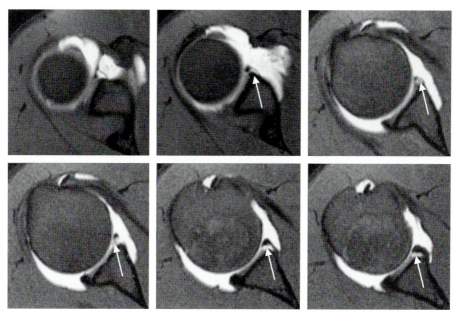

Fig. 1-12. LESÃO LABRAL ANTERIOR EXTENSA. Paciente com quadro clínico de instabilidade anterior. Observa-se lesão envolvendo toda a extensão do *labrum* anterior, desde seu segmento ântero-superior ao ântero-inferior. Não se identifica lesão do periósteo.

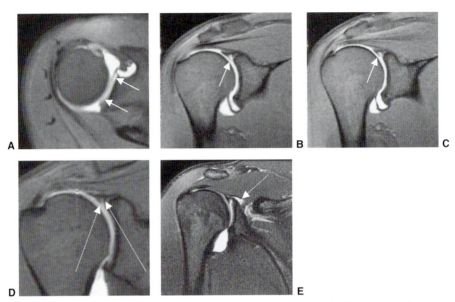

Fig. 1-13. LESÕES SLAP. Tipo II: (**A** a **F**) as lesões do *labrum* superior ântero-posterior (SLAP) são causa freqüente de dor e ocorrem comumente em pacientes que se submetem a atividades que envolvam tração da cabeça longa do bíceps (p. ex., atletas de arremesso). As lesões foram inicialmente classificadas em tipos I a IV, sendo o tipo II mais freqüente. Há atualmente mais de 10 tipos descritos, sendo que estas são associações dos 4 tipos básicos com lesões em outros segmentos labrais ou ligamentares. A diferenciação entre lesões SLAP (notadamente o tipo II) e as variações anatômicas do *labrum* superior (forame e recesso sublabrais) é por vezes difícil. Alguns dos critérios usados na tentativa de fazer essa diferenciação são: irregularidade do contorno do *labrum*, orientação da alteração do sinal com relação à glenóide (as lesões SLAP tendendo a afastamento da glenóide) e extensão da alteração posteriormente à âncora bicipital por mais de 2 cortes (**A** a **C**). Outro achado descrito para aumentar a especificidade diagnóstica é a presença do "sinal do duplo biscoito Oreo". (**D**) O "sinal do duplo biscoito Oreo" se caracteriza pela insinuação do contraste na substância do *labrum* e entre o *labrum* e a margem da glenóide (esta última podendo representar recesso sublabral). As lesões SLAP também podem estar associadas a cistos paralabrais (**E**), que podem ter tamanhos variados e se insinuar no sulco espinoglenóide, onde pode haver compressão do nervo supra-escapular determinando denervação do supra e/ou do infra-espinoso.

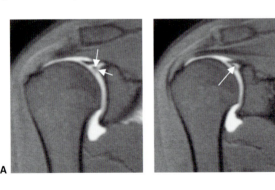

Fig. 1-14. LESÕES SLAP. (**A**) **Tipo III**: destacamento do *labrum* superior (lesão em alça de balde). (**B**) **Tipo IV**: extensão da lesão para o tendão da cabeça longa do bíceps.

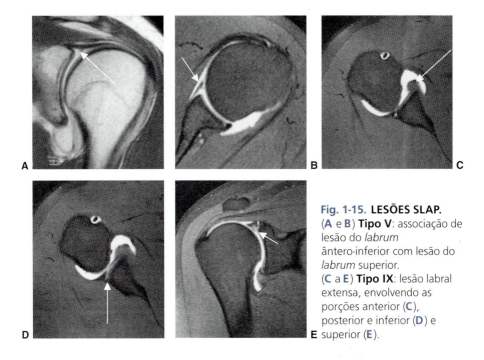

Fig. 1-15. LESÕES SLAP.
(**A** e **B**) **Tipo V**: associação de lesão do *labrum* ântero-inferior com lesão do *labrum* superior.
(**C** a **E**) **Tipo IX**: lesão labral extensa, envolvendo as porções anterior (**C**), posterior e inferior (**D**) e superior (**E**).

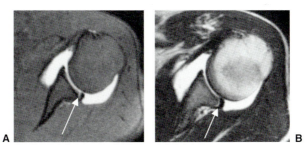

Fig. 1-16. INSTABILIDADE POSTERIOR. (**A** e **B**) Observa-se lesão do *labrum* posterior, por onde se insinua o contraste, sem evidências de lesão óssea ou do periósteo escapular. Os quadros de instabilidade posterior geralmente estão associados a trauma direto de alto impacto ou contrações musculares súbitas e com força excessiva (como em choques elétricos e crises convulsivas). Podem ser observadas lesões labrais, lesões ósseas na margem posterior da glenóide (lesão de Bankart reversa) ou no aspecto anterior da cabeça umeral (lesão de Hill-Sachs invertida).

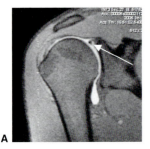 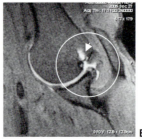 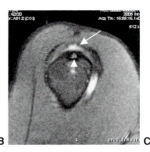

Fig. 1-17. IMPACTO INTERNO. (**A** a **C**) Jogador de vôlei com dor de evolução progressiva. O impacto interno é uma condição que ocorre em praticantes de atividades que exijam abdução e rotação externa exagerados, em movimentos com o braço acima da cabeça. Há com isso compressão das fibras posteriores do tendão supra-espinoso e das fibras anteriores do infra-espinoso entre a cabeça umeral e a margem póstero-superior da glenóide. Os achados de imagem do impacto interno consistem na presença de lesão do *labrum* póstero-superior (**A**), alterações císticas na cabeça umeral (**B** e **C** – *cabeças de seta*) e lesão parcial da superfície articular na inserção conjunta dos tendões supra e infra-espinosos (**C** – *seta espessa*).

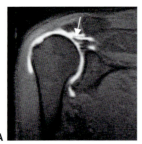 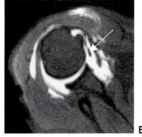

Fig. 1-18. LESÕES DO MANGUITO ROTADOR (RUPTURA COMPLETA). (**A**) Ruptura completa do tendão supra-espinoso com retração do coto *(seta contínua)*, permitindo a comunicação do espaço articular com as bursa subacrômio-subdeltóidea. (**B**) Ruptura completa do tendão subescapular. Observa-se ainda luxação medial do tendão da cabeça longa do bíceps *(seta pontilhada)*, achado este freqüentemente confundido com fragmento labral destacado.

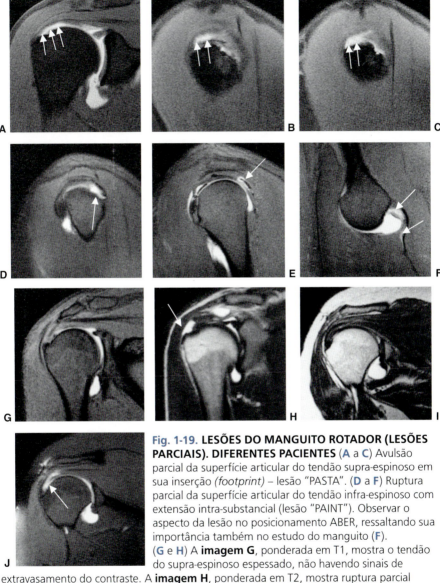

Fig. 1-19. LESÕES DO MANGUITO ROTADOR (LESÕES PARCIAIS). DIFERENTES PACIENTES (**A** a **C**) Avulsão parcial da superfície articular do tendão supra-espinoso em sua inserção *(footprint)* – lesão "PASTA". (**D** a **F**) Ruptura parcial da superfície articular do tendão infra-espinoso com extensão intra-substancial (lesão "PAINT"). Observar o aspecto da lesão no posicionamento ABER, ressaltando sua importância também no estudo do manguito (**F**).
(**G** e **H**) A **imagem G**, ponderada em T1, mostra o tendão do supra-espinoso espessado, não havendo sinais de extravasamento do contraste. A **imagem H**, ponderada em T2, mostra ruptura parcial envolvendo grande parte da espessura do tendão e com extensão à superfície bursal. Este caso reforça a importância da ponderação T2 na rotina da Artro-RM. (**I** e **J**) Ao contrário do caso anterior, a seqüência ponderada em T2 (**I**) mostra o tendão supra-espinoso espessado e com sinal elevado, sugerindo tendinose. A seqüência ponderada em T1 com supressão de gordura (**J**) demonstra insinuação do meio de contraste intra-articular pelo tendão através de ruptura parcial na sua inserção.

CAPÍTULO 2
Artro-RM do Joelho

Jaime A. Oliveira Neto

A artro-RM do joelho é um procedimento simples que é realizado ambulatorialmente e consiste na administração intra-articular de uma solução diluída de gadolínio (ou menos freqüentemente solução salina) seguida de um exame de RM. Os procedimentos são semelhantes àqueles realizados para a artro-RM do ombro com a diferença que a punção não necessita ser guiada por métodos de imagem. Para realização da RM utilizam-se seqüências que enfatizam a ponderação T1 para que o contraste intra-articular seja diferenciado dos tecidos adjacentes.

A presença do contraste intra-articular facilita a interpretação dos exames de duas maneiras distintas e correlatas.

Primeiro a distensão mecânica da cápsula articular permite a separação das estruturas permitindo a análise das superfícies sem superposições e a delimitação da cápsula articular e os ligamentos correlatos.

Em segundo lugar o contraste intra-articular possibilita uma avaliação dinâmica, permitindo a diferenciação entre alterações de sinal das estruturas e defeitos através do qual o contraste se insinua, o que pode ser decisivo em alguns casos.

A artro-RM indireta, como já descrita no capítulo 1, também pode ser realizada para a avaliação do joelho.

A RM convencional com as técnicas utilizadas atualmente tem sensibilidade satisfatória na maioria dos casos de patologia do joelho, porém é na avaliação do joelho operado que as indicações de artro-RM são mais freqüentes, permitindo a diferenciação entre alterações pós-operatórias de novas lesões, avaliação de enxertos ligamentares, fibrose e lesões cartilaginosas.

Casos Clínicos Ilustrativos

CASO 2

Paciente de 23 anos com dor na face interna do joelho e sinais clínicos de lesão do menisco medial.

As imagens do compartimento medial mostram uma lesão vertical longitudinal do corpo e corno posterior do menisco medial por onde se insinua o meio de contraste (Fig. 2-2A a C).

A lesão acomete a porção periférica do menisco na transição entre as zonas vermelha e branca (vascularizada e não vascularizada, respectivamente). Apesar de algumas lesões serem mais bem vistas em exames de Artro-RM, essa ruptura provavelmente seria bem avaliada em uma RM convencional.

As imagens do compartimento lateral, porém, mostram uma ruptura oblíqua *(flap)* discreta no corno anterior do menisco lateral (Fig. 2-2D a F) cuja avaliação é significativamente facilitada pela presença do contraste e da distensão da cápsula articular.

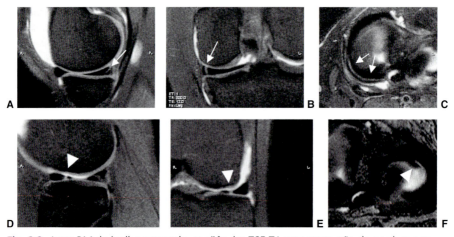

Fig. 2-2. Artro-RM do joelho esquerdo, seqüências TSE T1 com supressão de gordura nos planos sagital (**A**) e coronal (**B**) e 3D GRE T1 (**C**) no plano axial mostram lesão longitudinal no corpo e corno posterior do menisco medial estendendo-se a ambas as superfícies meniscais *(setas)*. Seqüências TSE T1 com supressão de gordura nos planos sagital (**D**) e coronal (**E**) e 3D GRE T1 (**F**) no plano axial no compartimento lateral mostram lesão oblíqua *(flap)* no corno anterior do menisco lateral *(pontas de setas)*.

CASO 3

Paciente do sexo feminino 6 meses após cirurgia para reconstrução do ligamento cruzado anterior que persiste com queixas de instabilidade.

As imagens de artro-RM mostram o enxerto ligamentar íntegro, porém o túnel tibial está posterior ao posicionamento habitual, fazendo com que o enxerto não atinja o tensionamento ideal, causando a instabilidade (Fig. 2-3A e B).

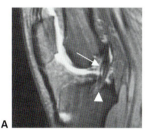 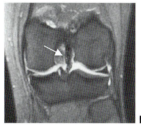

Fig. 2-3. Artro-RM do joelho esquerdo, seqüências TSE T1 com supressão de gordura nos planos sagital (**A**) e coronal (**B**) mostram o enxerto ligamentar verticalizado *(setas)* e o túnel tibial posterior ao posicionamento ideal.

CASO 4

Paciente do sexo masculino, de 28 anos, submetido à meniscectomia medial parcial há 2 anos e que vinha assintomático até 2 meses antes do exame, quando voltou a sentir dor medial.

Tanto na imagem coronal (Fig. 2-4A) quanto nas imagens sagitais (Fig. 2-4B e C) podemos identificar os sinais de meniscectomia com encurtamento da margem livre do menisco medial. Há uma faixa por onde o contraste intra-articular se insinua, permitindo concluir que se trata de uma nova ruptura meniscal.

Neste caso foi fundamental a realização da artro-RM, uma vez que a ressonância convencional com seqüências ponderadas em densidade de prótons poderia gerar imagens semelhantes, por alterações do sinal secundárias à manipulação cirúrgica e que não correspondem a soluções de continuidade na superfície meniscal.

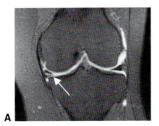
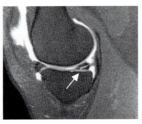
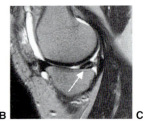

Fig. 2-4. Artro-RM do joelho esquerdo, seqüências TSE T1 com supressão de gordura nos planos coronal (**A**) e sagital (**B**) e TSE T2 no plano sagital (**C**) mostrando o menisco encurtado e a faixa de hipersinal por onde se insinua o meio de contraste *(setas)*.

CASO 5

Paciente do sexo feminino, de 28 anos, submetida à cirurgia para reconstrução do ligamento cruzado anterior, evoluindo com instabilidade e limitação na extensão.

A paciente foi submetida à RM do joelho seguida de administração venosa do meio de contraste para realização de artro-RM indireta.

Na imagem sagital ponderada em T2 (Fig. 2-5A) vemos um posicionamento inadequado do túnel tibial do enxerto ligamentar, que se encontra verticalizado e não totalmente tensionado como seria ideal (aspecto semelhante ao do caso 3). Nessa mesma imagem identificamos uma lesão nodular de sinal intermediário localizada logo à frente do túnel tibial, na topografia do ligamento cruzado anterior original, compatível com artrofibrose localizada (ciclope).

Após administração de contraste venoso há intenso realce da membrana sinovial e excreção de parte do contraste para o interior da cavidade articular (Fig. 2-5B e C). Nestas imagens pós-contraste podemos ver que a artrofibrose se impregna pouco e fica muito bem delimitada pelo contraste intra-articular e realce da sinóvia ao redor.

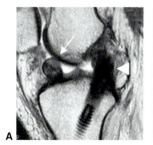 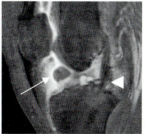 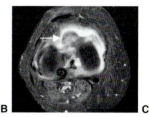

A B C

Fig. 2-5. RM do joelho direito, seqüência TSE T2 (**A**) mostrando a artrofibrose focal discretamente hiperintensa *(seta)* e o enxerto ligamentar íntegro, porém verticalizado *(ponta de seta)*. A seqüência TSE T1 com supressão de gordura após administração de contraste venoso no plano sagital (**B**) mostra a lesão com impregnação discreta pelo meio de contraste *(seta)*; notar a delimitação dos contornos da imagem bem como do enxerto ligamentar *(ponta de seta)* pelo efeito de artrografia indireta causado pelo contraste. A seqüência TSE T1 com supressão de gordura no plano axial (**C**) dá uma outra visão anatômica da lesão.

CASO 6

Paciente do sexo feminino, de 50 anos, submetida à meniscectomia medial há cerca de 1 ano e que voltou a queixar-se de dor na interlinha articular.

A paciente foi submetida a um exame de ressonância magnética que foi complementado com administração de contraste venoso para realização de artro-RM indireta.

Nas imagens ponderadas em T1 pré-contraste (Fig. 2-6A) identificamos que o sinal do menisco não é totalmente homogêneo, com faixas de sinal intermediário no interior. Porém não podemos determinar se essas imagens correspondem a nova ruptura meniscal ou se se tratam de alterações degenerativas ou relacionadas à manipulação prévia.

Após a administração do contraste venoso vemos que o mesmo é excretado para o interior da articulação e se insinua na substância do menisco, confirmando que se trata de uma solução de continuidade verdadeira e caracterizando a presença de uma nova ruptura meniscal.

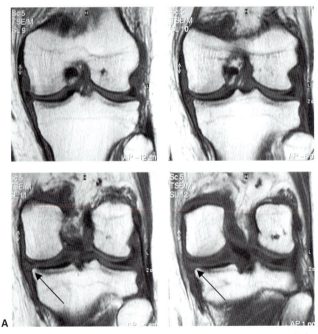

Fig. 2-6. RM do joelho esquerdo. As seqüências TSE T1 antes (**A**) e após (**B**) contraste venoso mostram o menisco medial encurtado por manipulação cirúrgica prévia e a faixa de sinal intermediário *(setas)* que se preenche pelo meio de contraste, em virtude do efeito de artro-RM indireta, configurando uma nova lesão.

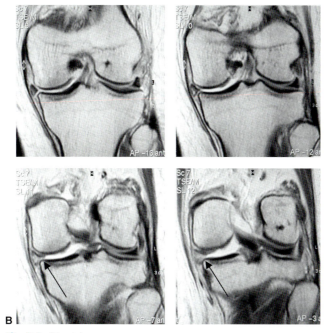

Fig. 2-6. *(Cont.)*

CASO 7

Paciente de 28 anos que persistiu com dor após artroscopia com meniscectomia parcial.

Neste caso podemos observar uma lesão da cartilagem articular com alterações reacionais no osso subcondral. A seqüência ponderada em T2 (Fig. 2-7A) mostra a lesão condral, porém não permite uma delimitação tão boa quanto a verificada na seqüência ponderada em T1 com supressão de gordura (Fig. 2-7B), em que apenas as deformidades da superfícies cartilaginosas são demonstradas e não as alterações de sinal intra-substanciais.

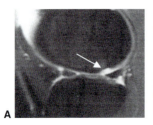 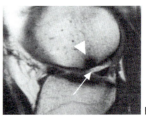

Fig. 2-7. Artro-RM do joelho, seqüências ponderadas em T2 (**A**) e T1 com supressão de gordura (**B**). Notar como a lesão cartilaginosa *(setas)* parece mais bem delimitada na imagem ponderada em T1. A seqüência T2 mostra também alterações reacionais no osso subcortical *(ponta de seta)*.

CASO 8

Paciente de 28 anos com dor anterior no joelho ao fazer exercício físico

As seqüências ponderadas em T1 com supressão de gordura (Fig. 2-8A) e DP com supressão de gordura (Fig. 2-8B) demonstram irregularidades na superfície da cartilagem patelar no vértice e uma erosão mais profunda na faceta medial, compatíveis com condromalácia grau III.

Como no caso 7 as duas técnicas fornecem informações diferentes. A seqüência T1 delimita melhor a superfície cartilaginosa, já a seqüência ponderada em DP, além de definir a superfície cartilaginosa, permite a avaliação de características de sinal internas à cartilagem. Focos de condromalácia grau I ou II não seriam identificados nas seqüências T1, por exemplo.

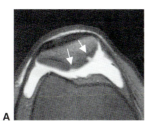 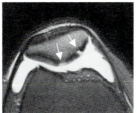

Fig. 2-8. Artro-RM do joelho, seqüências ponderadas em T1 (**A**) e T2 (**B**) ambas com supressão de gordura mostrando as lesões cartilaginosas *(setas)*.

CASO 9

Paciente de 52 anos submetida à meniscectomia parcial há 3 meses e que voltou a sentir dor após trauma leve 2 meses após o procedimento.

As imagens ponderadas em T1 com supressão de gordura após contraste intra-articular (Fig. 2-9A e B) mostram os sinais de meniscectomia medial parcial, porém sem sinais de nova lesão meniscal. Há importante afilamento e irregularidades da cartilagem articular no côndilo femoral que são bem avaliados pela distensão articular pelo contraste.

Ainda no côndilo femoral há pequeno colapso do osso subcondral com área de baixo sinal em T2 (Fig. 2-9D) e extenso edema da medular óssea (Fig. 2-9C) que correspondem a foco de osteonecrose.

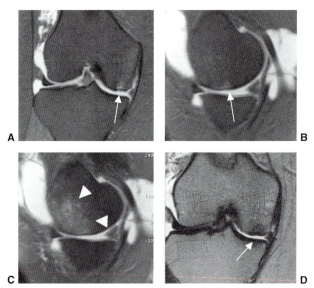

Fig. 2-9. Artro-RM do joelho direito, seqüências TSE T1 com supressão de gordura nos planos coronal (**A**) e sagital (**B**), mostrando o afilamento e irregularidade da cartilagem articular no côndilo femoral *(setas)*. Na imagem ponderada em T2 coronal (**D**) é possível identificar o colapso do osso subcondral *(seta)*, e na imagem ponderada em DP com supressão de gordura (**C**) identificamos o extenso edema da medular óssea associado *(pontas de seta)*.

CAPÍTULO 3
Ressonância Magnética no Diagnóstico da Síndrome Patelofemoral

Patrícia Martins e Souza

A dor anterior no joelho é uma das queixas mais freqüentes em ortopedia e medicina desportiva, representando o sintoma principal de 20% a 40% das desordens no joelho. Apesar de sua alta freqüência, é uma queixa inespecífica, com uma longa lista de diagnósticos diferenciais (Quadro 3-1), que por vezes coexistem. As desordens que afetam a articulação pa-

Quadro 3-1. Causas mais comuns de dor anterior do joelho

Tendíneas e osteoarticulares
- Tendinose/ruptura patelar ou quadricipital
- Síndrome de Osgood-Slatter
- Síndrome de Sindig-Larsen-Johanssen
- Osteoartrite
- Fraturas
- Patela bipartida
- Condromalácia
- Lesão osteocondral
- Osteocondrite dissecante

Alterações na dinâmica femoropatelar
- Instabilidade
- Alterações morfológicas da patela e tróclea femoral
- Alterações no alinhamento femoropatelar
- Síndrome da pressão lateral excessiva

Alterações intra-articulares e nos coxins gordurosos
- Lesão meniscal
- Plica sinovial
- Sinovites
- Síndrome de Hoffa
- Alteração na gordura quadricipital
- Artrofibrose anterior ("ciclope")

Bursites
- Pré-patelar
- Infrapatelar superficial e profunda

Lesões tumorais benignas ou malignas
- Tumores ósseos
- Tumores das partes moles intra ou extra-articulares

Distrofia simpático reflexa

telofemoral compreendem uma parcela significativa dos casos de dor anterior, e o termo "síndrome patelofemoral" refere-se à condição que acomete adolescentes e adultos jovens, que apresentam quadro de dor retropatelar. É um diagnóstico de exclusão, considerado após terem sido afastadas outras causas de dor anterior, e o posicionamento anormal da patela é uma de suas características. O conceito de instabilidade tem íntima relação com a síndrome patelofemoral, visto que anormalidades na morfologia e na relação articular patelofemoral durante a flexão são comuns às duas entidades. A instabilidade pode ser dividida clinicamente em objetiva (1 ou mais episódios conhecidos de luxação), subjetiva (sensação de instabilidade ou "falta de firmeza") ou potencial (dor associada a fatores anatômicos que podem determinar luxação). A instabilidade potencial costuma evoluir com poucos sintomas até a quarta ou quinta décadas de vida, quando então se observa artrose patelofemoral lateral, o que faz com que o diagnóstico precoce seja desejável. Infelizmente, os pacientes com dor anterior nem sempre relatam uma história clara de instabilidade e o exame físico também costuma ser pouco específico, com precisão variável. Os métodos de imagem têm, portanto, papel importante na avaliação e escolha da melhor conduta terapêutica desses pacientes.

As radiografias convencionais (RX), o método inicial de avaliação, apresentam algumas limitações: a obtenção de imagens axiais da patela e em perfil rigoroso é tecnicamente difícil, sendo freqüentes na prática diária radiografias inadequadas para a realização de medições e identificação de displasia troclear; pequenas alterações na porção proximal da tróclea, o local de maior incidência de displasias, nem sempre são visíveis nas radiografias e a avaliação das partes moles é bastante restrita.

Nas últimas décadas foram publicados inúmeros trabalhos sobre a utilização da tomografia computadorizada (TC) na análise da síndrome dolorosa patelofemoral, mostrando uma série de vantagens em relação às radiografias: podem ser realizadas aquisições no plano axial nos mais diferentes graus de flexão, associadas a reconstruções multiplanares e tridimensionais de alta qualidade; pode ser utilizada a margem posterior dos côndilos femorais como referência para algumas medidas, mais fidedigna e reprodutível que a margem anterior utilizada nas radiografias; permite o cálculo de medidas adicionais, como a distância TA-GT. Existem, entretanto, duas grandes desvantagens na utilização da TC na análise da síndrome patelofemoral: o uso de radiação ionizante, fato relevante a ser considerado, uma vez que a maior prevalência de dor anterior do joelho ocorre em adolescentes e adultos jovens; e, assim como nas radiografias simples, a baixa sensibilidade para detecção de alterações cartilaginosas e nas partes moles, fator de extrema importância no diagnóstico da síndrome patelofemoral.

Na atualidade, a ressonância magnética (RM) é considerada o método ideal para o diagnóstico da síndrome patelofemoral, com uma série de vantagens em relação ao RX e à TC, além da não utilização de radiação ionizante. A RM permite a avaliação das alterações morfológicas da patela (Fig. 3-1) e da tróclea (Fig. 3-2), ao mesmo tempo em que fornece imagens de alta resolução das respectivas cartilagens, de forma não-invasiva (Fig. 3-3). Lesões nas cartilagens patelar e troclear são freqüentes após episódios de luxação (Fig. 3-4), e a condromalácia não só faz parte do diagnóstico diferencial da dor anterior do joelho, como pode coexistir com alterações na dinâmica patelofemoral (Fig. 3-5). As alterações da medular óssea também são bem evidentes nas imagens por RM, o que auxilia na identificação de luxação recente através da presença de edema/hiperemia em topografia típica (Fig. 3-6), o que é útil principalmente nos pacientes que relatam história duvidosa de luxação prévia. Além disso, a RM fornece informações importantes em relação aos retináculos lateral e medial, tendões quadricipital e patelar e meniscos.

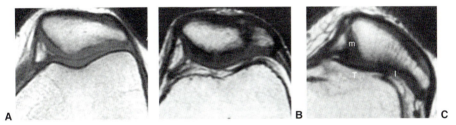

Fig. 3-1. (**A** a **C**) RM ponderada em T1 no plano axial, mostrando alguns tipos de morfologia da patela. (**A**) Patela normal. (**B**) Patela bipartida. (**C**) Patela displásica (tipo III de Wiberg, cuja faceta medial é bem menor que a lateral). Notar também a displasia da tróclea femoral (T). Faceta medial (m); faceta lateral (l).

36 Capítulo 3 ♦ Ressonância Magnética no Diagnóstico da Síndrome ...

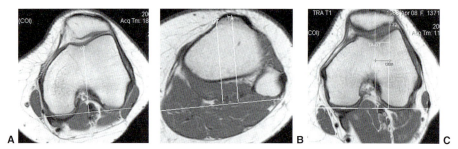

Fig. 3-8. (**A** a **C**) Medida da TA-GT por RM no plano axial. Pode ser utilizada a sobreposição de imagens, como na TC, ou o recurso de propagar a medida para outro plano da mesma série de imagens, dependendo do *software* disponível. (**A**) Ao nível do arco romano da fossa intercondiliana, é traçada a linha bicondiliana, e, a 90° com ela, é traçada outra linha que passa pelo fundo da tróclea (GT). (**B**) São propagadas tanto a linha GT quanto a linha bicondiliana posterior para a imagem ao nível da tuberosidade anterior da tíbia, por onde passa a linha TA, também perpendicular à linha bicondiliana posterior. (**C**) A linha TA, por sua vez, pode também ser propagada para a imagem do sulco troclear. A distância entre estas duas linhas paralelas é a distância TA-GT.

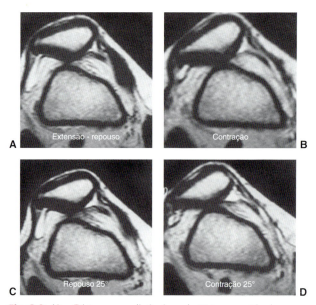

Fig. 3-9. (**A** a **D**) Imagens dinâmicas de RM com a técnica gradiente-eco ponderada em T1 no plano axial. (**A**) Em extensão e em repouso. (**B**) Em extensão com o quadríceps contraído. (**C**) A 25° de flexão em repouso. (**D**) A 25° de flexão durante a contração do quadríceps. Notar que com a contração do quadríceps há pequena inclinação lateral, tanto em extensão quanto em flexão.

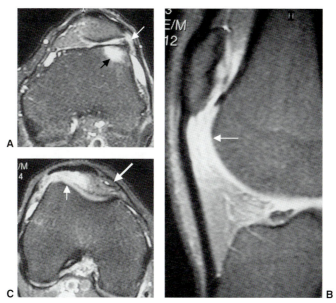

Fig. 3-10. (**A** a **C**) Imagens de alterações concomitantes em pacientes com síndrome patelofemoral. (**A**) RM ponderada em DP com supressão de tecido gorduroso no plano axial em paciente com dor retropatelar e sem história de trauma, que apresenta tróclea displásica (não evidenciada nesta imagem), mostrando o edema/hiperemia da medular óssea da porção lateral da tróclea *(seta preta)*, além de edema nas partes moles adjacentes *(seta maior branca)*, caracterizando impacto lateral por hiperpressão.
(**B**) RM ponderada em DP com supressão de tecido gorduroso no plano sagital em outro paciente com patela alta, onde se observa acentuado edema na porção súpero-lateral da gordura de Hoffa *(seta)*. (**C**) RM ponderada em DP com supressão de tecido gorduroso no plano axial no mesmo paciente, mostrando o edema na porção lateral da gordura de Hoffa *(seta pequena)*.
Notar como o aspecto medial da gordura está poupado, com sinal normal *(seta grande)*.

38 Capítulo 3 ◆ Ressonância Magnética no Diagnóstico da Síndrome ...

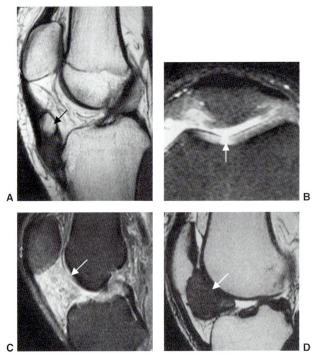

Fig. 3-11. (**A** a **H**) Alguns exemplos de diagnóstico diferencial da dor anterior no joelho.
(**A**) Seqüela de síndrome de Osgood-Slatter. Imagem de RM ponderada em T1 no plano sagital, mostrando o tendão patelar espessado, com sinal elevado e com foco de ossificação no seu interior (seta). (**B**) Lesão cartilaginosa. RM ponderada em DP com supressão de tecido gorduroso no plano axial, onde se observa lesão na cartilagem da tróclea femoral *(seta)*. (**C**) Doença de Hoffa (fase aguda). RM ponderada em DP com supressão de tecido gorduroso no plano sagital, mostrando infiltração edematosa difusa na gordura de Hoffa *(seta)*. (**D**) Doença de Hoffa (fase crônica). RM ponderada em T2 no plano sagital, evidenciando lesão com baixo sinal em T2 e com efeito expansivo no coxim adiposo de Hoffa *(seta)*.

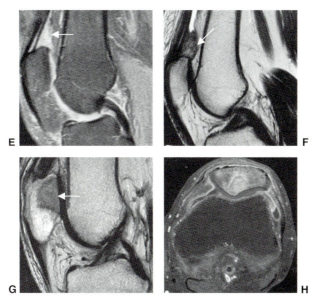

Fig. 3-11. *(Cont.)* (**E**) Síndrome da gordura quadricipital. RM ponderada em DP com supressão de tecido gorduroso no plano sagital, onde se observa hipersinal da gordura quadricipital *(seta)*. (**F**) Sinovite vilonodular pigmentada (SVNP). RM ponderada em T2 no plano sagital, mostrando área com sinal heterogêneo na gordura quadricipital em paciente com SVNP *(seta)*. (**G**) Metástase de carcinoma broncogênico para a patela. RM ponderada em T2 no plano sagital, mostrando área com sinal heterogêneo na patela (seta).
(**H**) Metástase de carcinoma broncogênico para a patela. RM ponderada em T1 com supressão de gordura após a administração de contraste venoso no plano axial, mostrando intensa impregnação heterogênea na patela, associada a sinovite.

BIBLIOGRAFIA

Abreu A. *Patela – diagnóstico por imagem*. Rio de Janeiro: Revinter, 2005. Cap. 4. p. 25-39; Cap. 6. p. 47-53; Cap. 25. p. 161-169.

Carrillon Y, Abidi H, Dejour D, Fantino O, Moyen B, Tran-Minh VA. Patellar instability: assessment on MR images by measuring the lateral trochlear inclination – initial experience. *Radiology* 2000;216:582-585.

Christian SR, Anderson MB, Workman R, Conway WF, Pope TL. Imaging of anterior pain. *Clin Sports Med* 2006;25:681-702.

Elias DA, White LM. Imaging of the patellofemoral disorders. *Clinical radiology* 2003;59:543-557.

Laprade J, Culham E. Radiographic measures in subjects who are asymptomatic and subjects with patellofemoral pain syndrome. *Clinical orthopaedics and related research* 2003;414:172-182.

Pfirmann CWA, Zanetti M, Romero J, Hodler J. Femoral trochlear dysplasia: MR findings. *Radiology* 2000;216:858-864.

CAPÍTULO 4
Impacto Fêmoro-Acetabular

André Luiz Figueiredo de Oliveira Costa

Múltiplos fatores podem determinar o desenvolvimento de osteoartrose do quadril, entretanto em muitos casos não é possível determinar o mecanismo exato (osteoartrose idiopática). A síndrome de impacto fêmoro-acetabular (FAI) é uma entidade patológica que pode levar ao aparecimento de sintomatologia crônica de dor e limitação da flexão e rotação interna do quadril. A ocorrência dessa síndrome resulta de uma relação anormal entre o acetábulo e o fêmur, podendo ser decorrente de alteração morfoestrutural do fêmur proximal, do acetábulo ou de ambos. A ocorrência de microtraumatismos de repetição secundária ao impacto do fêmur sobre o acetábulo, especialmente durante a flexão e a rotação interna do quadril (quando o fêmur faz contato sobre a margem acetabular), leva à degeneração do *labrum* e da cartilagem articular, precursores no desenvolvimento da osteoartrose.

A ocorrência de uma relação articular anormal e conseqüente impacto fêmoro-acetabular é bem conhecida após a artroplastia total do quadril e em pacientes com alterações anatômicas, como na displasia do desenvolvimento do quadril, na epifisiólise, na doença de Legg-Perthes e em deformidades pós-traumáticas ou cirúrgicas.

A síndrome de impacto fêmoro-acetabular na ausência de patologias preexistentes do quadril tem sido reconhecida recentemente, atribuída a determinadas variações anatômicas, e dividida em 2 subgrupos: tipo *CAM* e tipo *PINCER*. O tipo *CAM*, mais comum em indivíduos jovens do sexo masculino, corresponde ao impacto da cabeça femoral com morfologia anormal contra o acetábulo durante a flexão e rotação interna, com lesão da cartilagem e *labrum* ântero-superior e do osso subcondral. O tipo *PINCER* resulta de uma cobertura excessiva do fêmur pelo acetábulo e pode ser decorrente de alterações congênitas ou adquiridas, como retroversão do acetábulo, *coxa profunda, protrusio acetabuli* e displasia do desenvolvimento do quadril. Alterações adquiridas implicadas no desenvolvimento da impacto tipo PINCER incluem ainda fraturas mal unidas, ossificação labral, entesófitos capsulares e osteófitos. Esse tipo de impacto é mais comum em indivíduos mais idosos, em especial no sexo feminino. Nesses casos são observadas lesões da cartilagem acetabular póstero-inferior (lesão condral em *contragolpe)*.

A ressonância magnética, em especial com a injeção do contraste na articulação (artro-RM), é o método de escolha para o diagnóstico das alterações precoces labrocartilginosas, sendo capaz portanto de indicar a possibilidade de impacto fêmoro-acetabular e o mecanismo provável (CAM ou PINCER) e assim determinar a conduta específica para cada caso, visando reduzir ou retardar o desenvolvimento da osteoartrose.

O estudo radiológico como parte da investigação inicial ou complementar à RM é capaz de demonstrar as alterações anatômicas ósseas femorais (proeminência da junção da cabeça com o colo femoral, deformidade em cabo de pistola) e acetabulares (retroversão do acetábulo, protrusão acetabular e displasia do quadril, por exemplo).

A ressonância convencional ou artro-RM (bem com a TC ou artro-TC) permitem a obtenção de dados quantitativos para a avaliação da morfologia do colo e da cabeça femoral através, por exemplo, da medida do ângulo alfa. Em casos de deformidade tipo *pistol grip,* o ângulo com freqüência é superior a 55 graus. Embora se enfatize a presença da tríade típica no impacto tipo CAM, consistindo de anormalidade morfológica cabeça-colo femoral, lesão do *labrum* ântero-superior (com ou sem cisto paralabral) e lesão da cartilagem em correspondência (*ALAD – acetabulolabral articular disruption*), alterações adicionais podem ser notadas, ocasionalmente como alterações fibrocísticas no aspecto ântero-superior do colo femoral. Essa alteração é idêntica à herniação sinovial, habitualmente interpretada como achado radiográfico incidental.

O impacto fêmoro-acetabular permanece uma entidade controversa e representa uma das condições de um espectro da *síndrome do bordo acetabular* (*acetabular rim syndrome*), na qual as manifestações clínicas e os achados patológicos estão relacionados a alterações nos tecidos encontrados ao longo da margem do acetábulo, que inclui, cartilagem articular, *labrum*, osso e cápsula.

RESUMO DOS ACHADOS DE IMAGEM NO IMPACTO FÊMORO-ACETABULAR

Radiologia Convencional

- Deformidade em cabo de pistola.
- Trauma prévio ou deformidade da cabeça femoral/acetábulo.
- Herniação sinovial.
- Retroversão do acetábulo.
- Protrusão acetabular.

Ressonância Magnética

- Lesão labral associada a dano em correspondência na junção colo-cabeça femoral.
- Degeneração da cartilagem articular.
- Aumento do ângulo alfa (> 55 graus).
- Aumento relativo da espessura do colo femoral em relação ao diâmetro da cabeça do fêmur.
- Formação de cistos subcondrais – alterações degenerativas iniciais.

Tomografia Computadorizada

- Ossificação ou calcificação ao longo do bordo acetabular na região de impacto.
- Aumento do ângulo alfa (> 55 graus).
- Aumento relativo da espessura do colo femoral em relação ao diâmetro da cabeça do fêmur.
- Esclerose e formação de cisto subcondral – alterações degenerativas iniciais.

CASO 1

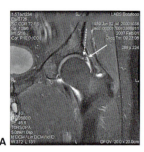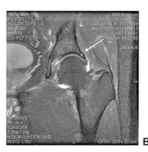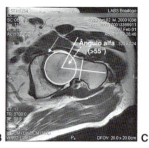

Fig. 4-1. Cortes coronais com supressão de gordura (TR/TE 2600/45). Lesão na transição labral-condral (*seta pontilhada*) e *labrum* ântero-superior (*seta contínua*) (**A**). Cisto subcondral no acetábulo (**B**). (**C**) Corte axial oblíquo do colo femoral ponderado em T2 (TR/TE 3700/98). Lesão do *labrum* anterior (*seta contínua*). Proeminência da junção colo-cabeça femoral com ângulo alfa anormal, maior que 55°. Impacto tipo CAM.

CASO 2

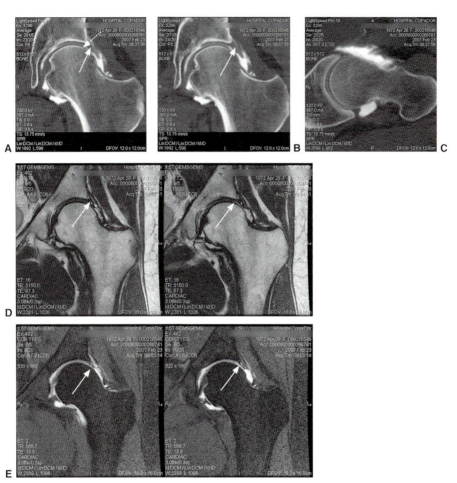

Fig. 4-2. Artro-TC em aparelho *multi-slice* e reconstruções multiplanares nos planos coronal e axial oblíquo. Lesão do *labrum* anterior (*seta* em **A** e **B**) e discretas irregularidades de contorno da cartilagem articular na porção superior do acetábulo (*seta pontilhada*). Proeminência da junção colo-cabeça femoral com ângulo alfa maior que 55° (**C**).
(**D** e **E**) Artro-RM. (**D**) Corte coronal T2 (TR/TE 3150/87). (**E**) Corte coronal T1 (TR/TE 560/13) Lesão do *labrum* ântero-superior. Impacto tipo CAM.

CASO 1

Paciente do sexo masculino, 34 anos, bombeiro hidráulico em um navio. Queixa-se de dor lombar à esquerda, que o impede de se curvar há cerca de 1 semana. Nas seqüências de RM identifica-se extensa elevação de sinal em T2 no grupamento muscular transverso espinhal e eretor da espinha à esquerda, caracterizando lesão por estiramento grau I. Há alteração semelhante, porém menos extensa, na musculatura glútea esquerda.

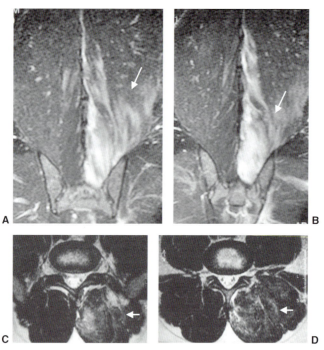

Fig. 5-1. (**A** e **B**) Seqüências T2 com supressão de gordura. (**C** e **D**) Seqüências T2.

CASO 2

Infiltração hemorrágica envolvendo quase todo o músculo vasto intermédio, com áreas de irregularidade em seus contornos sugerindo focos de ruptura parcial, compatível com estiramento grau II. Outras áreas tênues de alteração de sinal nos músculos vasto medial e lateral por estiramento grau I e infiltração líquida (hemorrágica) intermuscular extensa.

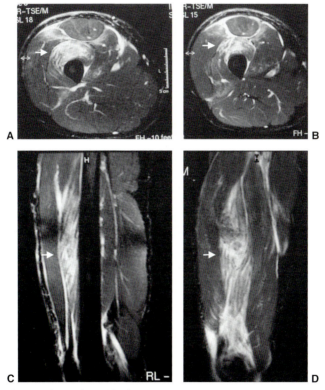

Fig. 5-2. (**A** a **D**) Seqüências STIR.

CONTUSÃO MUSCULAR

CASO 5

No trauma direto pode ocorrer uma *contusão muscular*, com lesões variáveis dos tecidos e hemorragias inter e intramusculares. Nos exames de RM, observam-se hemorragias intramusculares e perimusculares e envolvimento variável dos tecidos moles não musculares.

As imagens ao lado são de um paciente do sexo masculino, 69 anos, com história de trauma direto em coxa esquerda, evoluindo com dor e aumento de volume local. No exame clínico se identificam alteração da coloração e escoriações superficiais na pele no local do trauma e abaulamento de seu contorno. Observam-se coleção hemorrágica com alto sinal em T1 e T2 e formato irregular no interior do músculo vasto lateral, outras áreas de edema e hemorragia intersticial nesse mesmo ventre, e infiltração líquida perifascial, caracterizando contusão muscular.

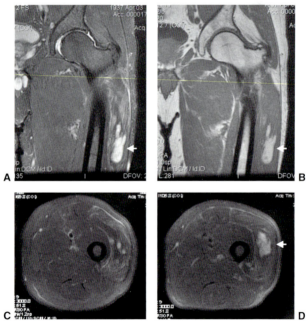

Fig. 5-5. (**A**, **C** e **D**) Seqüências T2 com supressão de tecido gorduroso. (**B**) Seqüência T1.

CASO 6

O exame de RM é útil ainda na avaliação das complicações, dentre as quais a miosite ossificante, que é o desenvolvimento tardio de massas calcificadas e que parece ocorrer com maior freqüência nos casos de contusão muscular. Observam-se massas com marcado baixo sinal nas várias seqüências de RM, proporcional ao conteúdo de cálcio depositado.

As imagens a seguir são de uma paciente do sexo feminino, 72 anos, com história de trauma direto do ombro direito, evoluindo com aumento tardio do volume da região central do deltóide. Nas imagens de RM identifica-se massa com limites bem definidos na região deltoideana com marcado baixo sinal em DP e T1, sugerindo a presença de sais de cálcio e compatível com miosite ossificante.

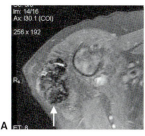 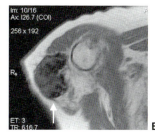

Fig. 5-6. (**A**) Seqüência DP com supressão de gordura. (**B**) Seqüência T1 com gadolínio venoso.

SÍNDROME DE COMPARTIMENTO

O trauma direto e a atividade física extenuante podem resultar em edema muscular agudo, durante ou pouco após o término do exercício. Sendo o ventre muscular limitado por uma fáscia de revestimento com pouca elasticidade, quando edemaciado, sofre aumento da pressão dentro desse compartimento com redução da perfusão capilar, gerando dor (isquemia muscular). Esse é o contexto da *síndrome de compartimento*, com a identificação de edema no interior do músculo nos exames de RM.

CASO 7

Paciente do sexo masculino, 23 anos, com dor muscular intensa e mantida, iniciada ao fim de atividade física vigorosa (musculação). Ao exame clínico identifica-se dor à palpação da região anterior da coxa. Nas imagens de RM observa-se extenso edema do ventre do músculo reto femoral, compatível com a hipótese clínica de síndrome de compartimento. Esse mesmo aspecto pode ser encontrado na desnervação aguda ou subaguda (edema neurogênico pós-traumático).

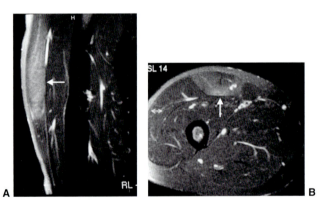

Fig. 5-7. (A e B) Seqüências T2 com supressão de tecido gorduroso.

CASO 8

Extenso edema dos músculos retos femorais, muito semelhante ao caso clínico anterior, com a peculiaridade de ser bilateral. Pequena infiltração líquida perimuscular no segmento mais proximal do esquerdo. Início do quadro durante atividade física intensa (musculação), mantendo dor constante mesmo após o término do exercício. Este aspecto é compatível com síndrome de compartimento bilateral.

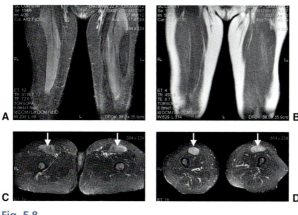

Fig. 5-8.

LESÃO MUSCULAR CRÔNICA

Os grupos musculares também podem sofrer com a desnervação. Os nervos podem ser lesados de forma direta no trauma ou por compressão e o estudo por imagem pode definir o estágio da doença, se aguda ou subaguda, com *edema muscular neurogênico pós-traumático*, ou crônico, com graus variados de atrofia com substituição gordurosa.

CASO 9

As imagens a seguir são de pacientes do sexo feminino diferentes, 59 anos (**A** e **B**) e 77 anos (**C** e **D**), com história de lesão muscular crônica. Nas imagens de RM observa-se atrofia com substituição gordurosa parcial do ventre medial do gastrocnêmio, em ambos os casos, de permeio às fibras musculares com sinal normal.

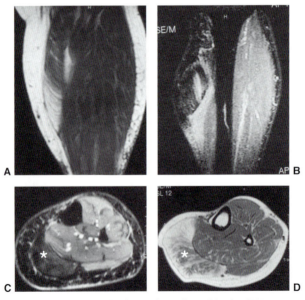

Fig. 5-9. (**A** e **D**) Seqüência T1. (**B** e **C**) Seqüências STIR.

DOR E EDEMA MUSCULAR DE INÍCIO TARDIO

As queixas musculares de dor e impotência podem ainda levar horas ou dias para o início dos sintomas. A *dor muscular de início tardio,* como é conhecida a síndrome que inclui dor de evolução lenta, edema muscular e impotência funcional, tende a atingir seu ápice entre 24 e 48 horas com regressão progressiva dos sintomas após o terceiro dia. Nos exames de RM observam-se aumento de volume e edema nos grupamentos envolvidos. Nos casos mais graves, podem-se encontrar edema e hemorragia intermuscular, muito semelhante ao observado nas imagens de estiramento.

CASO 10

Paciente do sexo masculino com queixa de dor persistente iniciada a cerca de 36 horas após exercício físico vigoroso. O exame de RM mostra edema no ventre dos músculos pronador curto, braquial e flexor radial do carpo compatível com edema muscular de início tardio.

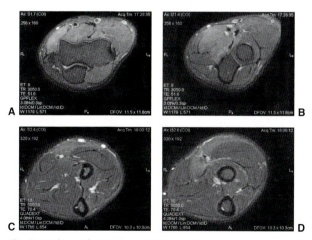

Fig. 5-10. (A a D) Seqüências STIR.

FRATURAS CONDRAIS E OSTEOCONDRAIS

O vetor de força do trauma pode se concentrar na cartilagem ou na transição entre o osso e a cartilagem, promovendo lesões conhecidas como *fraturas condrais* e *osteocondrais*, visíveis ou não nas radiografias convencionais, mas que são facilmente reconhecidas nos exames de RM. Os fragmentos gerados podem estar alinhados ao sítio de origem, estáveis ou instáveis, ou livres no espaço articular, predispondo ao bloqueio, identificados sem dificuldade no estudo por RM.

CASO 15

Paciente do sexo masculino, 21 anos, queixando-se de dor anterior no joelho após queda durante partida de futebol. Nas imagens de RM se identifica fratura condral na região inferior da patela com fragmento livre no espaço articular súpero-lateral. Nota-se área de edema ósseo no côndilo lateral do fêmur (contusão óssea).

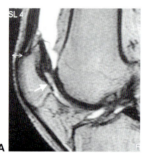 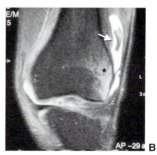

Fig. 5-15. (**A**) Seqüência T2. (**B**) Seqüência DP com supressão de gordura.

CASO 16

Paciente do sexo masculino, 11 anos, com história de trauma torsional durante partida de futebol. Nas imagens de RM identifica-se fratura osteocondral anterior no côndilo lateral do fêmur, instável, fraturas condrais nesse mesmo côndilo e corpos livres cartilaginosos na região súpero-medial do espaço articular.

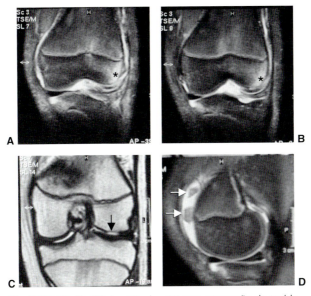

Fig. 5-16. (**A**, **B** e **D**) Seqüências DP com supressão de tecido gorduroso. (**C**) Seqüência T2.

Os algoritmos de reconstrução 3D têm o objetivo de demonstrar as relações espaciais tridimensionais em uma imagem bidimensional (2D). As imagens adquiridas com esta técnica se aproximam significativamente dos achados anatômicos.

APLICAÇÕES NO TRAUMA

A TCMD tem basicamente 2 indicações no trauma: 1. confirmar ou excluir uma fratura de resultado inconclusivo na radiografia simples; e 2. determinar a extensão de uma fratura previamente diagnosticada, auxiliando na orientação quanto ao tratamento, seja ele conservador ou cirúrgico.

O uso da TCMD é especialmente útil nas áreas anatômicas de maior complexidade, como a coluna vertebral ou a cintura pélvica e escapular. Estudos sugerem que a TCMD possa alterar as decisões de tratamento em até 30% dos casos de fraturas pélvicas, sobretudo identificando lesões mais complexas do que previamente identificadas nas radiografias simples. No caso dos traumas de coluna cervical, além da TCMD ser o método de escolha, com maior acurácia que os outros métodos, ela reduz o tempo utilizado para o diagnóstico, para a manipulação do paciente, melhora o prognóstico e tem maior relação custo-benefício em relação ao uso das radiografias convencionais.

Apesar de a RM ser a modalidade de escolha na avaliação de meniscos e ligamentos, a TCMD com reformatações multiplanares e reconstruções volumétricas pode ser fundamental na avaliação do trauma das extremidades, auxiliando na avaliação de fraturas envolvendo articulação glenoumeral, platô tibial, luxação transitória da patela, fraturas do rádio distal e do carpo, cotovelo, fraturas complexas da tíbia distal e do calcâneo. Em especial com a técnica VRT, os tendões também podem ser identificados, sobretudo porque são circundados por gordura e exibem valor de atenuação diferente do músculo e das estruturas ósseas. Nas fraturas de ombro, as principais indicações incluem as lesões complexas da escápula ou da porção proximal do úmero, assim como nos casos de luxações recidivantes ou recorrentes.

A TCMD é particularmente útil no paciente pediátrico, eliminando a necessidade de sedação e minimizando a dependência na cooperação do paciente, com a maioria dos exames sendo finalizada em menos de 10 segundos. Em casos mais complexos de trauma, ela define a extensão e a gravidade da lesão, permitindo a intervenção no momento apropriado. Isso é importante nas fraturas que envolvem a placa epifisária, sobretudo no diagnóstico e no seguimento de lesões Salter 2-4, que estão associadas a deformidades do desenvolvimento, fechamento fisário prematuro e síndrome de compartimento.

CASO 1

Paciente jovem, atleta, sofreu entorse após prática de exercícios físicos.

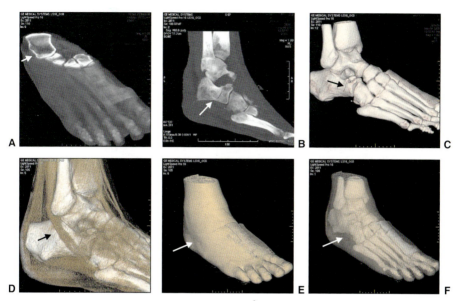

Fig. 6-1. FRATURA DA FACE LATERAL DO CALCÂNEO. (**A**) Reconstrução volumétrica com técnica VRT com corte transversal demonstra pequena solução de continuidade na face lateral do aspecto anterior do calcâneo. (**B**) Reformatação sagital com técnica MIP mostra a extensão do traço de fratura e pequeno fragmento destacado. (**C**) Reconstrução volumétrica VRT melhor define a extensão do traço de fratura, bem como sua relação com as superfícies articulares. (**D**) Reconstrução volumétrica para visualização das estruturas tendíneas comprova que, embora em relação com o trajeto dos tendões fibulares, estes têm espessura e trajeto inalterado pela fratura, descartando a possibilidade de lesão. (**E** e **F**) As reconstruções volumétricas possibilitam que seja feita correlação entre os achados do exame físico e os achados anatômicos. A fratura do calcâneo está associada neste caso a importante edema das partes moles adjacentes *(setas)*.

CASO 2

Paciente de 43 anos, vítima de trauma cervical após mergulho em piscina. Refere dor irradiada para o membro superior esquerdo.

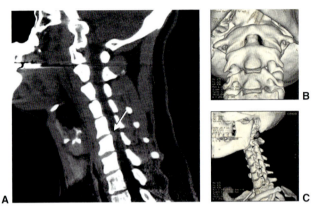

Fig. 6-2. TRAUMA CERVICAL. Embora o estudo volumétrico com reconstruções volumétricas tenha demonstrado integridade da estrutura óssea (**C**), bem como estabilidade e preservação da relação atlantoaxial (**B**), a TCMD permitiu a detecção de protrusão discal traumática foraminal esquerda (**A**), diagnóstico posteriormente comprovado com RM da coluna cervical.

CASO 3

Paciente jovem, atleta, vítima de atropelamento.

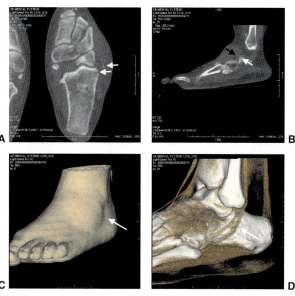

Fig. 6-3. FRATURA DA FACE LATERAL DO CALCÂNEO.
(**A** e **B**) Corte axial com 0,6 mm de espessura e reformatação sagital com técnica MIP demonstram pequena fratura na face lateral do calcâneo, com pequeno fragmento ósseo adjacente. (**C**) Reconstrução volumétrica com técnica VRT demonstra importante área de edema na face lateral do pé, em correspondência com o local da fratura. O "exame físico através da TCMD" permite que o radiologista eleve o grau de suspeição sobre determinadas áreas anatômicas, aumentando a sua acurácia na detecção de pequenas fraturas. (**D**) Reconstrução volumétrica com técnica VRT para visualização das estruturas tendíneas demonstra integridade dos tendões fibulares, bem como sua relação com o local da fratura.

CASO 4

Paciente jovem, vítima de trauma após queda.

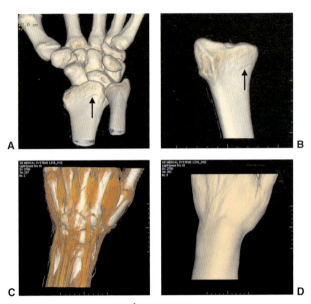

Fig. 6-4. FRATURA DO RÁDIO DISTAL.
(**A** e **B**) Reconstrução volumétrica com técnica VRT demonstra fratura transversa na superfície ventral do rádio distal, com extensão para o espaço radioulnar distal.
(**B**) O pós-processamento dos dados obtidos com cortes finos permite que apenas a estrutura em interesse seja estudada nas mais diversas incidências. Neste caso, observamos com melhor definição a fratura do rádio, desarticulado da ulna e dos ossos do carpo. (**C** e **D**) Reconstrução volumétrica com técnica VRT visando ao estudo das estruturas musculotendíneas demonstra a sua relação com a fratura do rádio. Na imagem **D**, há correlação do local da fratura com importante edema das partes moles do punho.

CASO 5

Paciente idosa, vítima de acidente automobilístico.

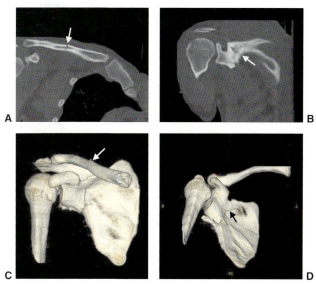

Fig. 6-5. FRATURA DA CLAVÍCULA E ESCÁPULA.
(**A**) Reformatação coronal com técnica MIP demonstra fratura do terço distal da clavícula, sem desalinhamento significativo.
(**B**) Reformatação coronal com técnica MIP, ao nível da glenóide, demonstra fratura cominutiva da escápula.
(**C** e **D**) As reconstruções volumétricas com técnica VRT demonstram melhor as fraturas, bem com a sua relação espacial com as estruturas ósseas adjacentes. Notar que a fratura da escápula está associada ao desvio dos fragmentos, não identificado na reformatação da imagem **B**. Pelo fato de serem reformatações bidimensionais, ou seja, projeções 2D dos dados obtidos, pequenos desvios podem ser subestimados com as técnicas MIP e MPR.

CASO 9

Paciente jovem, vítima de acidente automobilístico.

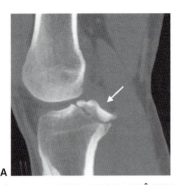 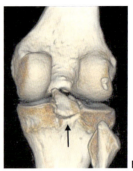

Fig. 6-9. FRATURA DO PLATÔ TIBIAL. (**A** e **B**) Reformatação MIP no plano sagital (**A**) demonstra fratura do aspecto posterior do platô tibial, na topografia da inserção do ligamento cruzado posterior. (**C**) A reconstrução volumétrica com técnica VRT evidencia melhor a extensão da fratura, bem como o desvio e destacamento associado, no platô tibial na topografia da inserção tibial do ligamento cruzado posterior.

CASO 10

Paciente jovem, vítima de trauma do calcâneo após queda de 3 metros de altura. Refere dor intensa no retropé.

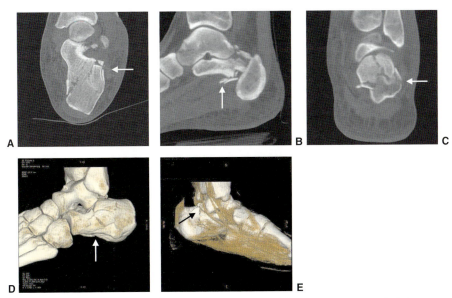

Fig. 6-10. FRATURA DO CALCÂNEO. (**A** a **C**) Corte axial fino com espessura de 0,6 mm ao nível do calcâneo (**A**), bem como as reformatações MPR nos planos sagital (**B**) e coronal (**C**) fornecem mesma resolução espacial e demonstram fratura cominutiva do calcâneo.
(**D** e **E**) A complexidade da fratura é mais bem evidenciada nas reconstruções volumétricas com técnica VRT, bem como a relação espacial entre os fragmentos da fratura (**D**) e as estruturas tendíneas (**E**).

78 Capítulo 6 • Tomografia Computadorizada Helicoidal no Trauma

CASO 11

Paciente jovem refere dor intensa no joelho esquerdo após queda de 3 metros de altura.

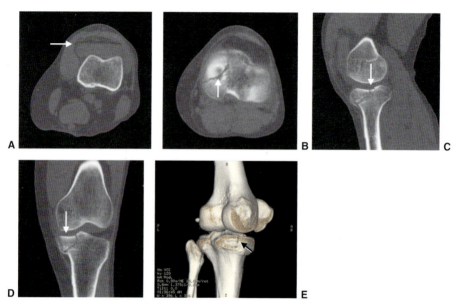

Fig. 6-11. FRATURA DO PLATÔ TIBIAL MEDIAL. (**A**) Corte axial fino com 0,6 mm de espessura ao nível do joelho esquerdo demonstra derrame articular com nível, caracterizando lipo-hemartrose. Nestes casos, o diagnóstico de fratura com extensão articular deve ser fortemente considerado. (**B** a **D**) Corte axial fino com 0,6 mm de espessura ao nível da articulação femorotibial (**B**) demonstra fratura do platô tibial medial. As reformatações sagital (**C**) e coronal (**D**), de resolução espacial idêntica à obtida em **B**, são fundamentais para melhor definir e quantificar o infradesnivelamento. (**E**) A reconstrução volumétrica com técnica VRT evidencia melhor a extensão da fratura do platô tibial medial, bem como seu desalinhamento.

CASO 12

Paciente adolescente, vítima de atropelamento.

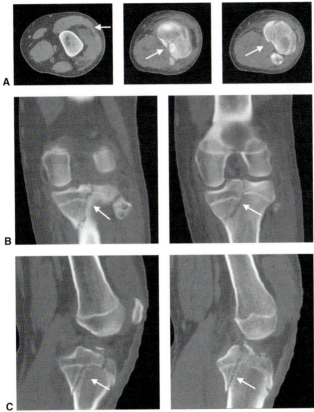

Fig. 6-12. FRATURA DO PLATÔ TIBIAL. (A) Cortes axiais finos com 0,6 mm de espessura ao nível do joelho esquerdo demonstram derrame articular com nível, caracterizando lipo-hemartrose. Nos níveis abaixo, observa-se extensa fratura do platô tibial.
(B e C) Reformatações coronais e sagitais demonstram a extensão da fratura e sua relação com a placa fisária. O desalinhamento é mais bem observado no plano sagital (**C**), o que reforça que os inúmeros planos de reformatação são complementares e fundamentais no diagnóstico desses tipos de fratura.

80 Capítulo 6 • Tomografia Computadorizada Helicoidal no Trauma

CASO 13

Paciente jovem refere dor súbita e intensa no joelho esquerdo após entrar no mar agitado, com sensação de instabilidade femoropatelar.

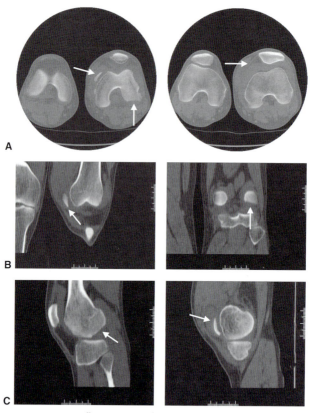

Fig. 6-13. LUXAÇÃO TRANSITÓRIA DA PATELA.
(**A**) Cortes axiais finos com 0,6 mm de espessura ao nível da patela demonstram importante derrame articular, com sinais de lipo-hemartrose e fragmento ósseo no interior da articulação.
(**B** e **C**) As reformatações MPR nos planos coronal (**B**) e no plano sagital (**C**) demonstram fratura por avulsão do aspecto posterior do côndilo femoral lateral. Nota-se a presença do corpo livre próximo do côndilo femoral medial.

CASO 14

Paciente de 51 anos refere dor no punho após queda da própria altura.

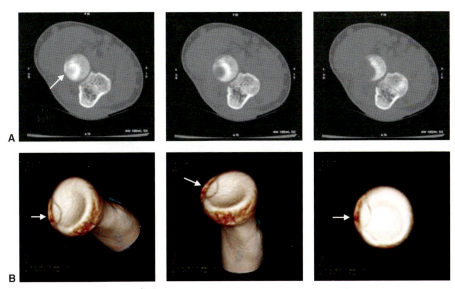

Fig. 6-14. FRATURA DO RÁDIO DISTAL. (**A**) Cortes axiais finos com 0,6 mm de espessura demonstram tênue solução de continuidade no rádio distal, com possível extensão para a superfície articular. A radiografia convencional não havia evidenciado fratura.
(**B**) As reconstruções volumétricas com técnica VRT possibilitam que a estrutura óssea em estudo seja desarticulada e mais bem estudada nas mais diversas incidências. Neste caso, a reconstrução VRT possibilita confirmação da fratura, melhor definição de sua extensão para a superfície articular e diagnóstico do discreto desalinhamento associado.